COURTE NOTICE

SUR

L'ORTHOPÉDIE,

Dédiée par son Auteur

A MM. LES MÉDECINS ET CHIRURGIENS DE FRANCE.

Par L. Bienaimé,

BANDAGISTE ET MÉCANICIEN ORTHOPÉDISTE,

BREVETÉ,

SUCCESSEUR DE LA MAISON DUVOIR,

Ex-Élève de l'École royale des Arts et Métiers, honoré en 1833 d'une médaille d'argent et d'une prime d'encouragement du Gouvernement,

Directeur et Fondateur de la Maison spéciale pour le traitement *à domicile* des déviations de la taille et des membres (sans lit mécanique).

SE TROUVE CHEZ L'AUTEUR,

Ci-devant rue du Faubourg-Poissonnière, Nᵒˢ 5 et 5 *bis*,

Et actuellement même rue, N° 36, dans le passage Violet, 3,

A PARIS.

Imprimerie de Pollet, Soupé et Guillois, rue St-Denis, 380.

1839.

COURTE NOTICE

SUR

L'ORTHOPÉDIE,

Dédiée par son Auteur

A MM. LES MÉDECINS ET CHIRURGIENS DE FRANCE,

Par L. Bienaimé,

BANDAGISTE ET MÉCANICIEN ORTHOPÉDISTE,

BREVETÉ,

SUCCESSEUR DE LA MAISON DUVOIR,

Ex-Élève de l'École royale des Arts et Métiers, honoré en 1833 d'une médaille d'argent et d'une prime d'encouragement du Gouvernement,

Directeur et Fondateur de la Maison spéciale pour le traitement *à domicile* des déviations de la taille et des membres (sans lit mécanique).

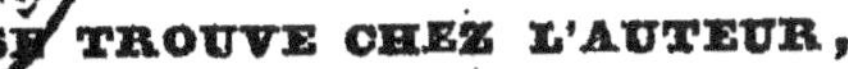

SE TROUVE CHEZ L'AUTEUR,

Ci-devant rue du Faubourg-Poissonnière, Nᵒˢ 5 et 5 *bis*,

Et actuellement même rue, Nᵒ 36, *dans le passage Violet*, 3

A PARIS.

—

1839.

L'ORTHOPÉDIE.

La science qui a pour objet de prévenir ou de guérir les difformités du corps humain, l'Orthopédie, est toute nouvelle.

Son Histoire.

Hypocrate, Celse, parmi les anciens; dans le moyen âge Sainte-Marthe; Quillet, dans le milieu du 18e siècle, Audry et Desbordeaux; enfin, au commencement de celui-ci, Brukner en Allemagne, Scarpa en Italie, Boyer, Dubois, Dupuytren en France, s'en sont occupés; mais leurs vues purement théoriques se sont plutôt dirigées vers la cause que vers les effets, et si l'on excepte quelques cas particuliers, ils n'ont pas fait faire un pas à la science; et la cause en est toute évidente, c'est que ces hommes de génie étaient étrangers aux connaissances des lois et des moyens de la mécanique.

C'est surtout dans les maladies qui sont du ressort de l'Orthopédie, qu'il ne suffit pas de détruire la cause de la maladie pour en faire cesser les effets. Le médecin peut combattre avec succès les vices rachitiques ou strumeux, et les difformités que ces vices ont produit n'en continuent pas moins d'exister, si la mécanique ne vient pas en aide à la thérapeutique médicale.

Ses progrès sont dus à la mécanique.

C'est donc à la mécanique et non à la médecine que sont dus les succès nombreux, les cures merveilleuses qu'obtient l'Orthopédie de nos jours ; il suffit, pour s'en convaincre, de porter un coup d'œil sur l'histoire toute moderne de cette science.

Histoire des Lits orthopédiques.

La croix de fer de Levacher et le corset de Delacroix étaient, en 1822, tout ce qu'on connaissait de mieux pour le traitement des déviations de la colonne vertébrale, lorsqu'un homme étranger à la médecine vint former sur le quai de Billy le premier établisse-

ment orthopédique qui ait existé dans la capitale.
Cet homme se trouvant à Wurtsbourg, en Allemagne,
dans un établissement exclusivement destiné au
traitement des déviations de l'épine, dessina les lits
et autres appareils employés, et vint à Paris en faire
usage.

Leurs inconvéniens prouvés par leur mode d'action.

Les malades, couchés sur un matelas de crin solide,
incliné de la tête aux pieds, étaient retenus vers la
partie supérieure par un casque qui prenait son point
d'appui sous le menton; ils étaient attirés en bas par
des liens fixés à une ceinture qui entourait le bassin ;
on faisait de cette manière l'extension de la colonne
épinière ; les malades restaient couchés pendant des
années, presque jour et nuit, sans autres intervalles
que quelques courtes promenades sur de longues
béquilles qui semblaient destinées à refouler les épaules vers la tête, et à produire un effet tout-à-fait
contraire à l'extension du lit.

Cette méthode, malgré ses inconvéniens, a obtenu,
nous devons en convenir, quelques succès, et l'homme intelligent qui a importé ces moyens, de même

que l'homme éclairé qui lui a succédé, ont eu à se féliciter des résultats. Longtemps les lits orthopédiques, considérés comme le moyen par excellence, le moyen unique du traitement des difformités de la taille, ont été tout ce que l'on avait imaginé de mieux, aussi plusieurs établissemens se sont-ils formés sur ce thème exclusif ; variant la forme des ressorts, substituant des poids aux moyens de traction, remplaçant la roue circulaire qui opérait cette traction par une roue ovale, et regardant l'oscillation qui résultait de ce changement comme une perfection, tandis que ce mouvement de va et vient, en frottant les vertèbres malades, ne pouvait que retarder la guérison.

Traitement moderne.

La longeur, l'insuffisance, les dangers de ce mode de traitement, qui condamnait au repos des êtres pour qui le mouvement, l'exercice sont un besoin ; les rechutes promptes après un traitement long et coûteux, ont fait rechercher une autre route pour atteindre le but. On s'est proposé la solution de ce problème : traiter les jeunes sujets dans le sein de leur famille, sans la torture des lits, avec des appareils simples et commodes, d'un prix accessible aux fortunes médiocres, qui permissent l'exercice de tous les membres, et qui procurassent une guérison prompte et à l'abri des rechutes.

MOYENS QUE J'EMPLOIE.

1° *Corset redresseur, travail de jour.*

J'ose croire que j'ai à peu près résolu ce problême. Livré dès mon enfance à l'étude de la mécanique, honoré d'une médaille et d'une prime d'encouragement du gouvernement, l'étude de la dynamique musculaire m'a fait découvrir un corset qui laisse aux organes contenus dans la poitrine la liberté de leurs mouvemens, qui rectifie immédiatement après son application la pose vicieuse du sujet, change son point de sustentation ou de gravité et le ramène graduellement à l'état normal; permet aux malades de suivre leur traitement dans leur famille, dans un pensionnat, même en voyage; de se livrer aux travaux de leur profession.

Ce corset forme l'appareil de jour; sa forme n'est point absolue, elle varie suivant les cas particuliers.

2° *Travail de nuit.*

Comme la continuité d'action du modificateur est nécessaire à la célérité de ses effets, et qu'il est indispensable d'empêcher que la réaction musculaire ne détruise pendant la nuit, en l'absence ou durant le relâchement du corset, le mieux obtenu pendant le jour, j'ai un appareil de nuit qui se place dans tous les lits, et au moyen duquel l'effet du corset redresseur se continue; une saillie correspond à la saillie de l'épaule et la repousse mollement; une excavation au côté creux qu'elle appelle à se redresser.

3° *Corset contentif.*

J'ai un autre corset qui sert dans les cas de déviations légères et naissantes, comme aussi dans quelques intervalles du corset redresseur.

4° *Treuil gymnastique.*

Pour des déviations très prononcées, j'exerce, au moyen de cet instrument, le membre thoracique du côté de l'incurvation ; j'augmente la tonicité, la con-

9

tractilité musculaire, et hâte l'efficacité des moyens précédens. Pour faire apprécier les avantages de ce dernier moyen, il me suffira de dire que l'habitude vicieuse de se servir presque exclusivement de la main droite donnant plus d'énergie et de vitalité au membre droit, fait que presque toutes les convexités des courbures de l'épine sont à droite.

Un grand nombre de médecins de la capitale et des provinces m'adressent leurs malades, et veulent bien m'aider de leurs conseils, de leur expérience. Ils me sont d'autant plus utiles, que je suis bien éloigné de croire que la mécanique seule soit suffisante à un mécanicien orthopédiste, malgré la prééminence que je lui attribue sur la thérapeutique médicale.

Quand l'Orthopédie est insuffisante pour guérir, elle soulage.

Il est, en effet, un grand nombre de maladies qui sont au-dessus de toutes les ressources de l'art de guérir, soit qu'on les emprunte, ces ressources, à la médecine, soit qu'elles viennent de la mécanique ou de ces deux moyens réunis. Telles sont les tumeurs de la colonne vertébrale formées par l'ankylose des vertèbres et des côtes.

C'est surtout dans le jeune âge, et avant le complet accroissement, que la guérison est possible et facile; dans l'âge mûr, le succès est douteux; néanmoins mes appareils soulagent, ils rendent les gibosités moins apparentes, moins pénibles à supporter.

Dans la carie des vertèbres, dans cette maladie cruelle qu'on a nommé le mal vertébral de polt, dans le spina biffida, mon appareil soulage les malades : il enlève à la colonne épinière le poids de la tête pour le porter sur les épaules, il facilite l'application et les pansemens des moxas, des cautères, si judicieusement appliqués dans ces cas fâcheux.

Bandages abdominaux.

Depuis plusieurs années , je prépare un bandage qui, exerçant une pression douce et graduée sur le bassin et la région hypogastrique, remplace avantageusement les pessaires et n'a aucun des inconvéniens et des dangers qu'entraînent nécessairement leur usage.

Bandages herniaires contentifs et curatifs.

On trouve chez moi des bandages herniaires perfectionnés pour tous les cas. Au lieu des pelotes dites médicamenteuses, j'en prépare qui maintiennent les hernies sans cette pression forte qui, en acier, atrophie les parties voisines et accroît la cause du mal bien loin de le guérir.

Chez les personnes jeunes, chez celles dont les hernies sont récentes et peu volumineuses, j'indique uu moyen qui, avec le repos et l'usage de mes bandages, amène très fréquemment la cure radicale de cette pénible infirmité.

Bandages contre l'onanisme.

J'ai pour l'onanisme et la nymphomanie des bandages simples, d'un prix modéré, qui sont d'un effet certain.

Contre les difformités des membres.

Pour les difformités des membres, pour la paralysie de quelques-uns de leurs muscles, j'ai des appareils appropriés à chaque cas ; mais c'est ici surtout que le succès du traitement n'est possible que dans la jeunesse, et facile que dans l'enfance.

Contre les pieds bots.

Des genoux cagneux, des jambes torses, des pieds bots, toutes ces difformités trouvent dans la mécanique des moyens de guérison plus ou moins complets.

Depuis quelques années la chirurgie a imaginé une opération pour la guérison des pieds bots, même chez les adultes, et pour celle de toutes les infirmités résultant de la contracture des muscles.

Après la section des tendons.

Cette opération consiste à pratiquer la section des tendons rétractés sans diviser les tégumens qui la recouvrent, et à faciliter leur cicatrisation en mettant les membres dans leur position normale ; elle ne réussit qu'à l'aide de la mécanique. Je prépare des appareils qui assujétissent les parties et laissent le travail de la consolidation s'opérer dans la plus parfaite immobilité.

Poignet artificiel.

Les personnes privées d'un poignet s'en procureront chez moi, avec lequel elles prendront sans difficulté leur couteau, leur fourchette, leur verre, et pourront se livrer aux travaux d'un grand nombre de professions.

Jambes artificielles.

Je fais aussi des jambes de bois très légères et très solides, avec lesquelles on peut porter des bottes et dissimuler cette mutilation.

Conclusion.

Des succès nombreux m'ont appris le degré de confiance que je devais avoir dans l'efficacité de mes bandages orthopédiques dans tel ou tel cas ; je suis donc à portée de pronostiquer le degré de guérison probable, et le temps nécessaire pour l'obtenir.

Lorsque les personnes malades voudront s'épargner le voyage de la capitale, il suffira qu'on m'a-

dresse, avec la consultation du médecin, le moule
en plâtre de la partie malade; je joindrai à l'expé-
dition des appareils une note détaillée qui prescrira
aux parens les moyens d'application.

Paris, ce 15 Février 1839.

BIENAIMÉ-DUVOIR,

Directeur et Fondateur de la maison spéciale pour
le traitement à domicile des déviations de la
taille et des membres (sans lit mécanique),

Passage Violet, 3, A PARIS.

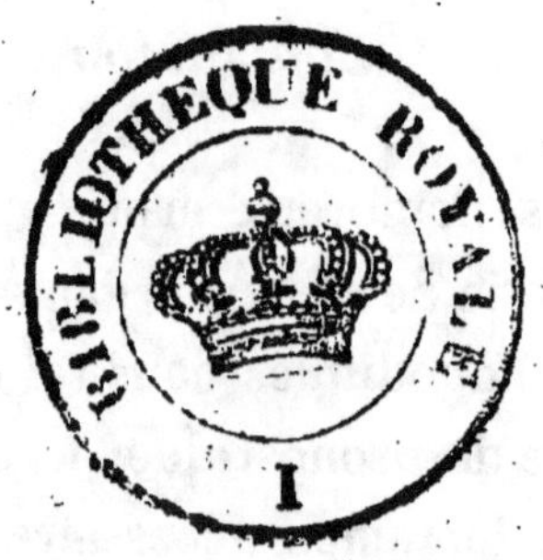

Imp. de Pollet, Soupe et Guïllois, rue Saint-Denis, 38o.